虐待を防ぐ保健師訪問
介入困難な家族とかかわるコツ

◆監修◆
　上別府圭子
　飛鳥田まり
◆著◆
　渡辺　雅子

(株) 杏林書院

◆監修◆

上別府圭子（かみべっぷ　きよこ）
　　東京大学大学院医学系研究科　健康科学・看護学専攻　家族看護学分野　教授

飛鳥田まり（あすかた　まり）
　　横浜市栄福祉保健センター医務担当課長

◆著◆

渡辺　雅子（わたなべ　まさこ）
　　東京大学大学院医学系研究科　健康科学・看護学専攻　家族看護学分野　研究生
　　北里大学大学院医療系研究科博士課程

◆ 序　文 ◆

　2016年度中に，全国210カ所の児童相談所が児童虐待相談として対応した件数は122,578件（速報値）で過去最多となりました（2017年8月17日現在）．厚生労働省は児童相談所全国共通ダイヤルの3桁化（189）の広報や，マスコミによる児童虐待の事件報道等により，国民や関係機関の児童虐待に対する意識が高まったことを増加要因の1つとしてあげています．子どもたちの健やかな成長を願い，不適切な養育下に置かれている状況について無関心であることを是としない国民感情が醸成されつつあることの証左といえるでしょう．一方，子どもやその保護者と接している各自治体の現場の職員にとっては，公表されている数字はあくまで氷山の一角でしかなく，地道な予防活動により1つでもその数を減らすべく不断の努力を続けていることもまた紛れもない事実です．

　さて，わが国の母子保健対策は思春期から妊娠・分娩，新生児期，乳幼児期を通じて一貫したサービスが提供できるよう体系化されています．母子健康手帳は厚生労働省令によって定められている様式（省令様式）に加え，市区町村独自の裁量による日常生活上の注意や乳幼児の養育に必要な情報提供機能（任意様式）も併せ持ち，育児不安の解消や虐待予防に資するための工夫がなされており，近年の改訂では父親の育児参加や育児支援，育児休業制度についての記述を増やしたり，「保護者の記録」欄にスペースを割くなど充実が図られてきました．母親の育児不安やストレスを軽減することは虐待予防のみならず，子どもの心の安らかな発達を促進するための最重要課題の1つであり，母子保健法の第一条で高らかに謳われている理念そのものと言っても過言ではありません．さらに育児不安が高まる産後1カ月頃を目途に実施される新生児訪問指導の充実，すべての乳児のいる家庭を訪問し，子育ての孤立化を防ぐための子育て支援事業である乳児家庭全戸訪問事業（こんにちは赤ちゃん訪問事業），乳幼児健診未受診児への対応の標準化など，あらゆる手段を活用して地域に暮らす乳幼児の全数把握を行うことにより，

支援を要する状況の早期発見に努めることが求められています．

しかしながら冒頭に述べたように，支援を必要とする家庭は増加の一途をたどり，法整備を伴う支援体制の強化が日々の業務量を増大させていることもまた事実です．現場の職員は緊迫感をもって日々山積する業務にあたっており，時には保護者との緊張関係の中で後戻りが許されない局面に遭遇することも日常茶飯事と言えるでしょう．

そこで今回，私たちは社会的ハイリスク要因である若年妊婦に焦点を当て，研究を試みることとしました．その中でも特に被虐待経験のある若年の母親に対して支援者が取るべき態度や対象像のアセスメント方法を検討し，全8章に渡り具体的な支援方法を提示しました．困難事例対応に苦慮する日々の中において，本書が読者の母子保健活動の一助となることを願います．

2017年12月1日
飛鳥田まり

◆ 目 次 ◆

第1章　支援の依頼があったとき－どのようなことに留意する？　… 1

1. 「うまく関係が築けない若年の母」と接する前にすべきこと……… 1
2. 支援依頼を受けた後の対応の仕方 ……………………………………… 3
3. 「特定妊婦」とは？母子健康手帳交付時の面接でできること……… 5

第2章　初回訪問時に必要なこと－どのように備え，対応するのか？－… 8

1. 虐待されたことのある若年の母の新生児訪問をする際に必要なこと　8
2. 若年の母が虐待された過去を語ったときの対応 …………………… 14
3. 反社会的な傾向がある若年の父との会話のコツ …………………… 16
4. 反社会的な傾向がある若年の母の対応と理解 ……………………… 19

第3章　母や家族との関係構築－対応困難でも効果的な介入はできる？－　21

1. 若年の母が拒否的・攻撃的なときのアプローチ方法 ……………… 21
2. あえて訪問の約束をしない方が良い場合がある …………………… 24
3. はじめの一歩，母が突然来所をしてくれたときは ………………… 27
4. 不在時に突然の来所があっても大丈夫な体制づくり ……………… 30
5. 虐待されたことを思い出した母と支援者の対応 …………………… 35
6. 精神的に不安定な様子がみられたときの対応 ……………………… 36
7. SNSが原因で精神的に不安定になっているときは ………………… 41
8. パートナーや家族のことが原因で精神的に不安定になっているときは 43
9. パートナーの発達段階を考慮した会話の機会 ……………………… 44

第4章　問題を抱えている母への支援－知的面の問題や発達障害を感じたら？－47

1. 諸申請などの手続きが困難な母へのアプローチ方法 ……………… 47
2. なかなか就職できないときはどのような支援が必要か …………… 50

第5章　家族への支援－実母が役割を担えないときは？－ ………… 53

1. 過干渉などのコントロールが強い実母への対応方法 ……………… 53
2. 不在や死別などで実母がいない場合の支援方法 …………………… 55
3. 実母が行政に対して攻撃的な場合の対応
　－児童相談所に児を保護された等の理由から－ …………………… 57

第6章　IPV被害を受けている母への支援－どのように接するべき？－59

1. IPV被害を受傷した直後の場面に遭遇したとき …………………… 59
2. 母との会話や様子からIPV被害を予測し，支援する ……………… 62
3. 周囲から中絶を促されている母への対応
　－別れたパートナーとの間で再び妊娠－ …………………………… 67

第7章　児への虐待が疑われたとき－対応の仕方と見極めのコツとは？－ 70

1. 子どもの虐待通報を受けたときの対応と心構え …………………… 70
2. きょうだい間差別がみられたときの対応 …………………………… 73
3. きょうだいに不審死の児がいた場合の注意点 ……………………… 75
4. 関係機関と確実に情報を共有するためには ………………………… 76

第8章　関係機関との連携－特に特定妊婦についての重要点は？－　77

1. 「行政」と「医療機関」での連携の際の注意点 …………………… 77
2. 児童相談所と行政保健師のそれぞれの役割 ………………………… 79
3. 保健師が行う多職種への支援－可能性を拡げる－ ………………… 82

あとがき……………………………………………………………………… 88

第1章

支援の依頼があったとき
－どのようなことに留意する？－

1 「うまく関係が築けない若年の母」と接する前にすべきこと

Point 1：

　転入ケースの引き継ぎは，自治体担当者によって記録の仕方も引き継ぎの方法もまちまちです．前住所から引き継ぎがあった場合，不足情報等については，積極的に前住所の自治体に問い合わせし，世帯の全体像を把握しましょう．

Point 2：

　市町村のこども家庭支援課等といった世帯と直接かかわりのあった部署だけでなく，極力，関係機関へも情報提供の依頼を行いましょう．関係機関とは，市町村間だけでなく，都道府県（児童相談所），市町村保健センター，保健所，医療機関，療育センター，児童福祉施設，学校，教育委員会，児童委員，児童家庭センター，配偶者暴力相談支援センター，警察，民間団体等です．特に，若年の母の場合は，幼少期から両親ともに児童相談所がかかわってきたことが多いのも現状です．そのようなことも念頭に置きながら，情報収集をするとよいでしょう．

Point 3：

　保健師や行政職員といった支援者と「うまく関係が築けない若年の母」等という見立てに関する情報を引き継いだとしても，その情報のみで当該ケースを判断すべきではありません．もちろん，アセスメントする際の重要な情報ではありますが，あくまで当事者に接触してから総合的に判断をしましょう．

コラム

「もう一歩，あと一歩」

　現場にいる保健師さん等の支援者の方の中には，この時点で若いお母さんとのかかわりに不安を抱いたり，引いてしまう方もいるかもしれません．

　でもここは，もう一歩，あと一歩，支援者の方から若いお母さんに歩み寄っていただけると，きっと関係構築のきっかけができるのではないかと思います．

　「歩み寄り」が得意な皆さんの出番ではないかと思うのです．

Point 4：

　前居住区で支援者である自治体担当者と，なぜ関係が築けなかったのかを検討してみましょう．その際，前自治体支援者のみからの情報だけでなく，当事者からの聞き取りをていねいに行います．

第1章　支援の依頼があったとき－どのようなことに留意する？－

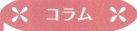 コラム

「なぜこじれたのか」
　「こじれた部分」に当該ケースの大事にしている部分やケースを理解する上で核となる部分があることもあります．

 支援依頼を受けた後の対応の仕方

Point 1：

　転入後はなるべく早い段階で，世帯と直接，接触の機会を持ち状況把握を行います．まずは，児の乳幼児健診の時期を確認します．そして，どのタイミングでインテーク[注1]を行うかを判断します．

Point 2：

　早い段階から世帯と支援者の関係を築いていくことに重点をおきます．

注1）インテーク：支援，援助についてのはじめての面談や相談．受理面接ともいう．主に，ケースの基本的な情報収集をするための面接を意味する．

Point 3：

　初回面接時に地域資源等の情報提供をしますが，転居ケースだからといって，無理に集団の場（両親教室，母親教室，地域育児教室やヤングママの会等）の参加を促すことは避けましょう．まず，世帯の特徴をアセスメントし，その上でどのような環境が児だけでなく，両親の安心の場につながるかを検討します．

Point 4：

　産前産後ヘルパー事業などの社会資源や，養育支援訪問事業（育児・家事援助／専門的相談支援）などのサポートが，世帯に合っているものなのかを検討します．そのため，支援者は社会資源の活用については世帯とともに考える姿勢を持つことが必要です．

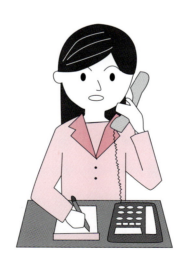

「特定妊婦」とは？ 母子健康手帳交付時の面接でできること

特定妊婦とは？

　特定妊婦は，児童虐待の増加に伴いそれを予防する目的で2009年に定義されました．2013年の「子ども虐待対応の手引き」では，特定妊婦の判断基準が示されています．出産後の養育について出産前において支援を行うことが特に必要と認められる妊婦のことで，妊娠中から支援を行うことで養育環境が改善される，または悪化を防ぐことができる対象者とされています．

　具体的には，
①すでに養育の問題がある妊婦，要保護児童または要支援児童を養育している妊婦
②支援者がいない妊婦：未婚またはひとり親で身近に支援者がいない，夫の協力が得られない妊婦など
③妊娠の自覚がない・知識がない妊婦，出産の準備をしていない妊婦
④望まない妊娠をした妊婦：育てられない，もしくはその思い込みがある．婚外で妊娠をした妊婦，すでに多くの子どもを養育しているが経済的に困窮している状態で妊娠した妊婦など
⑤若年妊婦
⑥こころの問題がある妊婦，知的な課題がある妊婦，アルコール依存，薬物依存など
⑦経済的に困窮している妊婦
⑧妊娠届の未提出，母子健康手帳未交付，妊婦健康診査未受診または受診回数の少ない妊婦

（児童福祉法　第6条の3第5項，National Institute for Health and Clinical Excellence（NICE），2015.）

Point 1 :

母が妊娠中だった場合，母子健康手帳（以下，母子手帳）交付時の面接の機会を生かすため，組織内で情報を共有しておきましょう．母が来所時，支援者がその来所を見落とすことなく，円滑に対応するための準備が必要です．

Point 2 :

母の母子手帳交付時の面接の際，重点的に確認すべき事項は次の通りです．なお，次の項目については，若年の母や特定妊婦に限らず，すべての妊婦において重点的に確認すべき項目です．

①妊婦健診の受診状況
②望まない妊娠の可能性の有無
③母の精神科既往歴（母の知的面については,「聞き取る」というよりは,「読み取る」スキルを用いる）
④パートナーの有無とパートナーとの関係（IPV[注2]の有無を含む）
⑤パートナーに反社会的傾向がないか
⑥安心して手伝ってもらえる人がいるか
・実母の存在の有無（死亡，不在だった場合，役割モデルがない可能性がある）
・実母がいても過干渉であったり，コントロールが強くないか等
⑦その他家族を含めたサポート状況（近くにいるか，一緒に住んでいるか

注2) IPV：intimate partner violence の略．近親者に暴力的な扱いを行う行為・ないしは暴力によって支配する行為全般をこのように呼ぶ．婚姻の有無にかかわらず，元夫婦や恋人など近親者間に起こる暴力全般を指す場合もある．
注3) early sex：若年で性行為を持つこと．妊娠する可能性もあるので，若年だと経済的な問題や学校生活を継続できないという理由から，中絶せざるをえない状況になることが考えられる．また，避妊の知識が十分ではないため，性感染症に罹患するおそれもある．

第1章　支援の依頼があったとき－どのようなことに留意する？－　　7

より人間関係の質を重視）
⑧母の被虐待経験の有無（直接的な表現で「聞き取る」というよりは，母の話等から予測しながら「読み取る」スキルを用いる）
⑨交友関係について（early sex[注3]の可能性を視野に置きながら聴取）を追加
⑩経済状況（住宅環境等を聞きながら予測をすることも含む）
⑪妊娠してから気を付けていることがあるか（喫煙，アルコールの有無等を含む）
⑫母の面接時の様子（イライラや怒り等の感情，感情の起伏等）

Point 3：

　まずは，支援者自身が所属する組織内で連携できる職種（助産師，社会福祉士，臨床心理士等）を確認します．支援者の今後の動きを伝えたり，相談したりしてみましょう．さらに連携できる関係機関を整理しましょう．各機関とのネットワークの構築，その活用を図る必要がある場合，情報交換を行いながら役割分担を協議します．複数の機関が連携しながら支援を実施する場合，ケースマネジメントを実施します．

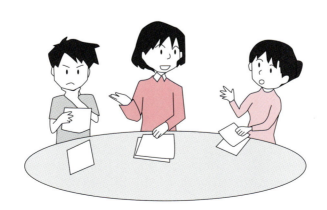

第2章

初回訪問時に必要なこと
－どのように備え，対応するのか？－

> **1** 虐待されたことのある若年の母の
> 新生児訪問をする際に必要なこと

Point 1：

　出生連絡票(注1)が提出されていれば，家庭訪問前に養育状況や児の発達等，既存の情報からアセスメントをしておきましょう．月齢や出生時体重を把握できていれば，訪問前に現時点でどのくらいの発育ができていればよいのかをあらかじめ予想しておきましょう．あらかじめ確認しておいた方がよい情報としては，次の事項です．
　①出生体重，②月齢，③性別，④出生場所，⑤家庭訪問希望の有無

Point 2：

　入電をして，アポイントをとります．入電の際に「できれば確認すべき事項」としては次のことがあげられます．

注1）出生連絡票（出生通知票）：出生届とは異なり，乳児家庭訪問事業の対象となる乳児を把握するために用いられる．低体重児出生届を兼ねている場合もあり，家庭訪問の際の情報源として極めて重要なツールである．

①母が現在，どこにいるのか（里帰りを含む）を確認する，②授乳方法，③児の発育はどうか，④母の産後の体調はどうか，⑤予防接種への理解があるか，何をいつ，接種しているか，あるいはしていないか，⑥母子ともに産後1カ月健診は受診しているか

このとき，情報収集や聞き取りがメインにならないように気をつけます．謙虚な姿勢を示し，会話のスペースはあくまで母のペースに合わせます．初回のアプローチということを忘れてはいけません．

Point 3：

家庭訪問の際，基本的に体重計を持参しましょう．母や家族の許可が得られれば，児の体重を測らせてもらいます．

Point 4：

新生児訪問等の機会を十分に活用する意識をもちましょう．訪問時，児の安否確認や成長発達の確認だけでなく，世帯状況（家の中の状況，食事の状況等）の把握も同時に実施します．訪問が実施できた場合，母や家族にお礼の気持ちを伝えます．

Point 5：

訪問後は，母へ母子手帳の閲覧をしてもよいか依頼しましょう．母子手帳の記載内容を十分に確認します．特に，児の体重の推移は経時的に確認できるため，閲覧を怠らないようにしましょう．

Point 6：

体重測定の際，授乳状況を聞き取りで確認しましょう．

Point 7：

その他，児の育てにくさや母の出産の満足度も把握します．

Point 8：

育児支援チェックリスト^{注2)}，EPDS^{注3)}，赤ちゃんへの気持ち質問票^{注4)}の3種類の質問票等を活用し，産後うつとボンディング障害の早期スクリーニングと早期支援のためのリスクアセスメントの参考にします．

Point 9：

3種類の質問票はすべて合わせても全体で29項目なので短時間で記入できます．母子訪問を行う保健師・助産師がそれぞれ2回にわけて二次質問することにより，リスクアセスメントを行い，必要時はその場で面談をしたり，支援計画を立ててフォローを行ったりしていきます．質問票を用いることで，母親自身の気づきが得られやすい，家族への説明がしやすくなり関係機関との連携が取りやすくなる等のメリットがあります．

注2) 育児支援チェックリスト：母親のストレスや育児困難につながるリスク（産科既往，精神科既往，夫や実母との関係，経済，住環境，ネガティブライフイベント，児を叩きたくなるなどの虐待リスク）を含む9項目のチェックリスト．

注3) EPDS（エジンバラ産後質問票）：EPDSは，4件法10項目の自己評価票であり，産後うつ病のスクリーニング尺度である．各項目は0〜3点であり，合計得点が高いほどうつ傾向が強い．わが国では産後1カ月時点のカットオフポイントを8点／9点としている．症状が2週間継続しているとうつであるリスクがより高い．

注4) 赤ちゃんへの気持ち質問票（ボンディング）：児に対する愛着の気持ちを問う4件法10項目の自記式質問票であり，点数が高いほど愛着が低い．

第2章 初回訪問時に必要なこと－どのように備え，対応するのか？－

> **ミニ知識「スクリーニングによるリスクアセスメント」**
>
> 　母子保健では，援助が必要な人を早い段階で特定し，相談につなげることが重要です．
> 　しかし，母自身や周囲が問題に気づかず，治療や援助の必要性を認識していなかったり，実際に援助を求めることができなかったりする場合も多いため，全体に対するスクリーニングによるリスクアセスメントが有効だといわれています．

> **コラム**
>
> **「専門職としての感覚も重視」**
> 　お母さんの感情が麻痺していたり，感情の自覚が薄い場合にはチェックリストに表れないこともあります．時にはチェックリストを過信しすぎず，支援者としてのあなたの感覚も大事にしてください．

Point 10：

　アンケート実施の際は，若年の母の回答傾向等も考慮します．チェックリストの限界についても念頭に置いておきましょう．

Point 11：

　支援者は，母との面接の際に，状況や回答に応じて，質問の表現，順序，内容などを変えるなど，日常から半構造化面接[注5]のスキルを蓄積しておく必要があります．

注5）半構造化面接：一定の質問にそって面接を進めながら，相手の状況や回答に応じて面接者が何らかの反応を示したり，質問の表現，順序，内容などを状況に応じて変えることのできる面接法．

ミニ知識「産後うつ症状のピークはいつ頃?」

　産後うつ症状は産後1カ月をピークにし，その後自然に治まってくることも多いといわれています．しかし，中にはその後もうつ症状が重症化するものや，産後数カ月経ってから発症する遅発性のものもあります．
　経過は多様であるため，継続的に評価していくことが大切です．

Point 12：

　養育できている部分は信頼して，細かな助言をあえてしないこともひとつの支援です．母がすでにできている部分については，できていることを具体的に言葉にして積極的に伝えていきます．支援者が観察したことを母の養育と結び付けて表現をしましょう．例として次のことがあげられます．
　①児の体重が増えていれば，母が授乳をよく頑張ったからだと伝える
　②児にオムツかぶれがなく，お尻が清潔に保たれていれば，上手にお尻を拭けているからだと伝える
　③児の全身の皮膚状況が安定していれば，沐浴の仕方が上手なお陰だと伝える
　④児があやして笑えば，普段，母や父が児によく話しかけているからだと伝える
　⑤児の表情が安定していれば，母が落ち着いて養育できているからだと伝える

コラム

「若いお母さんたちにはすでに備わっている力がある？」

　若いお母さんたちの中には，赤ちゃんの抱き方や授乳の仕方が自然に上手にできていることも少なくありません．

　このことは支援者の皆さんもお気づきのことだと思います．そういった支援者の専門職としての経験からくる感覚を信頼することは支援を行う上でもとても大切なことです．若いお母さんたちに対しては時に支援者評価をせず，お母さんのできていることを褒めることに徹すればいいのかもしれませんね．

ミニ知識「母子関係について」

アタッチメント行動：

　児が養育者に安全を求めて近づく行動で乳児期からみられます．母親が児のアタッチメント行動に応じて情緒的に受け入れると，児は自信のある自己像を形成し，逆にそれを継続的に無視して拒絶すると，母親から保護される価値のない，自信のない自己像をつくるといわれています．

ボンディング：

　母親が児に対して抱く愛情や守りたいという思いなど，母親のわが子に対して抱く情緒的な絆のこと，といわれています．母親の情緒反応は，妊娠期から，胎児の動きを感じたり，超音波検査で胎児の画面を見たりすることで引き起こされ，児に話しかけたり，児との生活をイメージしたりするようになるといわれています．しかし，逆に児に対してそのような情緒的絆を感じられず，育児機能を損なう状態になった場合を「ボンディング障害」と呼びます．

　　（キタ幸子，戸部浩美，梅下かおりほか，2017）

若年の母が虐待された過去を語ったときの対応

Point 1：

　若年の母に限らず，周産期と初期の子育ての時期は自分と親との関係を振り返る時期でもあります．よって，母が自分と自分の親との関係を思い出したり，被虐待経験を想起して語る可能性があることを支援者は知っておく必要があります．支援者は戸惑いながらでいいので，当該ケースの語ることに耳を傾け，向かい合ってみましょう．

Point 2：

　支援者も感情を表出して良いときがあります．母の語ることに支援者自身が悲しんだり，怒ったりしてもよいのではないでしょうか．支援者が自然な反応をすることは，母にとっての支援につながることもあります．

ミニ知識　「支援者の感情表出は悪いことではない」

　支援者の感情表出は最小限にすべきと思っている支援者の方も多いのではないでしょうか．

　重篤な被虐待経験があった場合，想像を絶するような出来事であったとしても，お母さんたちの中にはたんたんと語り，感情を抑え込んでしまっている場合があることもあります．

　「そういうことは悲しいんだ，寂しいんだ，怒るんだ」という率直な支援者の感情の動きを支援者が出すことはお母さんにとっても大事なことです．

第 2 章　初回訪問時に必要なこと－どのように備え，対応するのか？－

Point 3：

母が言葉にできないときは「言葉にできないくらいつらいよね」と伝えましょう．

Point 4：

母は語りながら，支援者の反応を見ているということも念頭においておきましょう．

Point 5：

母が語っている際には，児の安全を確保しましょう．きょうだい児がいる場合には，その児にも目を配るようにしましょう．

Point 6：

解離症状[注6]が起こる可能性があることも念頭においておきましょう．しかし，予測することは不可能であるため，必要以上に準備をしようと思う必要はありません．支援者の安全の確保も検討します．

注6）解離症状：一過性の意識の解離を示す精神症状の総称．意識の統合知覚，記憶，同一性感覚などの障害や知覚の欠如がみられ，また身体運動の統制が失われることもある．器質的要因ではなく，心的外傷や強いストレスを受けることで引き起こされると考えられている．

3 反社会的な傾向がある若年の父との会話のコツ

Point 1：

家庭訪問に行く前に，以下のことを準備しましょう．
- 保護司[注7]や関係機関等から必要な情報は収集し，整理しておきます．
- 一方で事前情報のみに判断を左右されないよう，初回場面をていねいに扱う心構えをしておきます．

> **コラム**
>
> 「虐待リスクが高ければ高いほど…」
> 　虐待リスクが高く，両親と連絡がとりにくい場合，接触をもつことができた1回，1回のタイミングを大事にし，児の安否や養育状況の機会に活用します．数に限りがあるかもしれない接触機会は，支援者のエネルギーを相当に注ぐ必要があります．支援者の慎重な準備が必要です．

Point 2：

実際に家庭訪問に行ってから，以下のことを行います．
- 玄関先で入室が可能かどうかを判断します．
- 安否確認の緊急性を判断します．

注7）保護司：保護司法にもとづき，民間のボランティアとして地域で委嘱されている．地域の事情に詳しいため，連携がとりやすい．保護観察や生活調整，犯罪予防活動等を実施している．

- まずは，児に会わせてもらえないかお願いをしてみます．
- 母子手帳を拝見させてもらいます．母子手帳からの情報は非常に重要であるため，その認識をあらかじめ持っておくことが必要です．受診状況や予防接種の接種状況，かかりつけ医がどこか等を把握します．
- 児の安全に関する緊急性をその場である程度，アセスメントします．

Point 3：

入室可能な場合，以下のことを行います．
- 体重測定時に児の全身状況を把握する機会とします．
- 入室できた場合は室内の衛生状況を観察します．
- 支援者は児に多く触れる機会を持つよう工夫します．例えば，抱かせてもらう，ミルクを与える，おむつをかえる等です．
- 授乳状況の聞き取りを行います．聞き取り状況と実際の状況の整合性を検討しましょう．

Point 4：

入室はできないけれど，玄関で児に会わせてもらえた場合，次のことを確認しましょう．
- 玄関先で児の体重を測定できないか尋ねてみましょう．
- 測定できなかった場合もなるべく児を抱かせてもらい，児の重さや皮膚の乾燥状況，衛生状況を把握します．

Point 5：

入室ができず，児にも会わせてもらえなかった場合，母子手帳だけでも確認させてもらいましょう．

Point 6：

若年の父との関係構築について，次のことを検討しましょう．
- まずは支援者自身の安全性を保ちます．そして父との関係性を「どこまで持てるか」をその場で判断します．
- 父の示す攻撃的な言動だけで支援者に対する「拒否」であると判断してはいけません．
- 母だけでなく，父とも関係を持てるように，父との関係性の構築に必要なプロセスを検討します．

Point 7：

若年の父に支援者の姿勢を示すため，次のことを試してみましょう．
- 新生児訪問が全戸訪問であることを伝え，訪問が一般的に行われているものであることを伝えます．そうすることで安心感を持ってもらえることがあります．ハイリスクアプローチであったとしても，「特別感」を出さずに「身近な相談者」の姿勢を示していきます．
- 父と児の関係性を観察します．例えば，授乳の仕方，おむつのかえ方等を観察します．
- 養育者である父を無理に褒めるというやり方で父の機嫌をとるのではなく，できていること，感心したことをそのまま父に伝えましょう．父の養育上の長所を言葉にしてみるものよいでしょう．
- 父の話す内容に耳を傾けながら，「本当にいいたいこと」は何だろうかと考えます．それを良い悪いで判断せず，父の話してくれることにただ耳を傾けます．
- 世帯を支えるネットワークをイメージしながら父とのやりとりを行います．
- 支援者のだれが窓口になれるか（どの機関が，どの職種が）を検討します．
- 父に支援者と接触を持ってくれたことに対してお礼を言うことを忘れて

はなりません．
・父を評価するような態度は決して取ってはいけません．
・支援者が父と話しやすかったのであれば，「話しやすかった」と，また会いたいのであれば，「また，会いたい」と素直に伝えてみるのもよいでしょう．

反社会的な傾向がある若年の母の対応と理解

Point1：

初回訪問はアポイントをとって家庭訪問することが原則ですが，状況に応じて臨機応変に対応します．

Point2：

アポイントがなかなか取れないケースはアポイントなしの家庭訪問も検討します．

ミニ知識　「特有の社会性を理解して」

　この年齢（若年）の両親の中には，さまざまな生育歴や経験から大人と接する際に，拒否や攻撃的な態度を示したかと思えば，「素直にしておいた方がよい」「この場面では言うことを聞いておいた方がよい」「逆らわない方がよい」というような態度をとることがあります．
　このような特有の社会的適応性を持ち合わせていることは少

なくありません．
　そのことを念頭においてかかわると，対象理解に役立つ可能性があります．

Point 3：

「特に相談事項がない」「素直に応答する」からといって，支援を「不要，終了」とはしないようにします．児童虐待死亡事例の検証からも，相談の動機が乏しい母に対する支援は重要な課題です．

> **✖ コラム ✖**
>
> 「相談のニーズではなく相談の動機を大切に」
> 　相談がないのに，引き続き定点観測する必要がなぜあるのかと考えたことはありませんか．
> 　「今は言いたくない，今は相談したくない」というケースも予想されるので，そこの部分を理解して，相談の動機が高まるのを待つことができるといいですね．

Point 4：

支援者は，カウンセリングの基本やスキルを身につけておかなければなりません．

第3章

母や家族との関係構築
－対応困難でも効果的な介入はできる？－

1　若年の母が拒否的・攻撃的なときのアプローチ方法

Point 1：

拒否的な態度を示された場合，次のことを検討しましょう．
- リスクアセスメントを実施し，「待つ」対応だけでよいのかどうかを検討します．
- 支援者の「関わらないことへの怖さ」等の感覚を大事にします．若年の母に拒否的・攻撃的な傾向があった場合，家庭訪問等のアプローチが少なくなってしまうことがあります．ケースの安否や状況をリアルタイムで把握することが難しいため，支援者側に状況把握できていないことへの不安や心配，恐怖等の感情が出現するかもしれません．しかし，この感覚を支援者自身が大事にしたり，信頼することは，ケースとの細い糸のような関係を維持できるモチベーションにつながることがあります．
- 児の安全性と発育状況を考慮に入れてアセスメントを行いましょう．
- 「拒否」を拒否とそのまま受け取るだけでなく，その拒否が何を意味しているのか考慮してみるとよいかもしれません．

Point 2：

攻撃的な態度を示された場合，次のことを検討しましょう．
・怒りをぶつけられることは悪いことではないという認識を持ってみるとよいかもしれません．
・関係構築のひとつのプロセスであると認識します．
・支援者の落ち込む気持ちも自然なことです．
・攻撃的な表現が意味するものを考えてみましょう．

コラム

「何か気になる」の感覚

　拒否的・攻撃的な態度を示されても，支援者の「何か気になる」「何か放っておけない」感覚を大事にすることが大切です．

　「試し行動」であっても，ある程度お付き合いする覚悟を持てれば，関係がうまくいかなくても焦らず，失敗することを恐れないようになります．「試し行動」とは，一見，支援者を試したり，振り回したりするように見える行動です．例えば，わざと自分の思っていることと反対のことを支援者に表現したり，嘘をついたり，攻撃をしたりして支援者がどう反応するかを確認するような行動を取ります．

　拒否をする理由や攻撃する理由がはっきりしない場合は，かえってアプローチをしてもよい場合であることがあります．

　良い意味での支援者の「図々しさ」を活用できるときかもしれません．

Point 5：

　青年期にある母が，妊娠・出産するという過程について学んでおきましょう．

Point 6：

　次回の訪問は，どの時期にアプローチした方が良いのかを検討しましょう．

Point 7：

　リスクアセスメントシート等を活用し，その都度リスクアセスメントを繰り返しましょう．

Point 8：

　児の発育状況や安全性の面は，支援の優先的事項として検討しましょう．

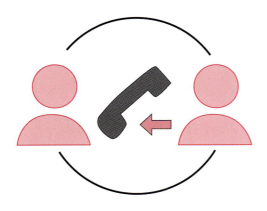

あえて訪問の約束をしない方が良い場合がある

Point 1：

　ハイリスクケースであっても，アポイントをとった方が良い場合と，とらない方が良い場合をアセスメントします．アポイントをとらない場合の理由としては，次のことがあげられます．
　①約束をしても守ってもらえないことが多い
　②約束をすることで母が身構えてしまう場合
　③かかわる前に拒否をされてしまう場合

Point 2：

　アポイントをとらずに家庭訪問をする際は，次のことを心掛けましょう．
　①「ふらっと立ち寄る」というスタンスを継続します．そうすることで，母が家庭訪問を重たく感じないように実施することができます．
　②「ふらっと立ち寄る」というスタンスのときこそ，訪問目的を明確にしておきましょう．
　③「ふらっと立ち寄る」というスタンスのときこそ，訪問準備を怠らないようにしましょう．

Point 3：

　たとえ入室ができなかったとしても，アポイントなしの家庭訪問を実施することで，支援者にとってリアルタイムで外側からの家庭状況を把握できるというメリットがあります．

Point 4：

室内状況から，IPV サイクルや虐待のリスクを判断できる場合があります．

Point 5：

支援者側の都合だけを優先するような家庭訪問は実施しないよう気を付けましょう．

Point 6：

対象者と接触がとれた場合でも，必ずしも入室を目的としてはいけません．相手の境界線に合わせましょう．関係の境界を推し量っているこの時期を怖がらずに大事にしましょう．

Point 7：

訪問時間は必要以上に長時間にならないように工夫し，児の安全を確認しながら養育に関する質問をします．あらかじめ，滞在時間を決めておいて，それをはじめに伝えておくというやり方もあります．

Point 8：

具体的な養育，基本的な生活能力に関する支援を実施しましょう．具体的には次のようなものがあげられます．
　①授乳方法：
　・「細かな授乳方法を伝える」というよりは，抱き方・飲ませ方を確認し，まずはできている部分を支持します．
　・その上で，母がよりリラックスしながら授乳できる方法を一緒に考えさ

せてもらいましょう．
- 例えば，クッションやバスタオルを使って，母の姿勢が楽になる方法を伝えます．また，児が心地よく飲めるポジションの見極め等を行い，実際に一緒にやりながらより良い方法をともに考え，伝えていきましょう．

②予防接種：
- 「予防接種の種類等を細かく説明する」というよりは，まず，小児科かかりつけ医の存在の有無の確認を行います．
- かかりつけ医がなければどこに受診をするか等を一緒に考えさせてもらうのもよいかもしれません．
- その上で，はじめの接種は，○月○日頃になると具体的に説明します．鉛筆で母子手帳に記載しておくのもよいでしょう．
- かかりつけ医の連絡先や通院までの経路も確認しておきます．場合によっては，その場で予防接種の予約を入れてしまうことがあってもよいでしょう．

③睡眠：
- 授乳のため，夜間にまとまった睡眠がとれず，疲労が蓄積していることも多いので，日中の休息の取り方等を具体的に説明します．
- 母の睡眠状況の聞き取りは母の情緒面の状況を理解する際にも役立つことが多いため，ていねいに聞き取っていきます．

④排泄：
- 例えば，便の色はどんな色が正常でどんな色が異常なのか，母とともに確認をし，具体的な受診の目安を伝えていきます．
- 排泄については回数よりも，「おむつにたっぷりしているか」等，一見，大雑把で感覚的な方法の方がわかりやすく伝わることも多いため，母に合わせて伝え方の工夫をしていきます．

Point 9：

継続的にかかわっていくことで，母が受け入れてくれるターニングポイン

トがあります．そこを境に関係が良好となり，支援を行いやすくなることがあります．

Point 10：

自分の両親との関係がうまくいっていない場合，実両親との思い出話をしたり，寂しかった気持ちを表出し，親との関係性を振り返ることがあります．このときに，支援者がどのように寄り添うかが大事なポイントです．

Point 11：

精神的な未熟性を理解しつつ，依存されることを恐れる必要はありません．

3 はじめの一歩，母が突然来所をしてくれたときは

Point 1：

突然来所をしてくれたときは，来所してくれたことにお礼を言いましょう．短い時間でも母と話す時間を持つことが大切です．

Point 2：

必ずしも密室ではなく，ときにはオープンな場（ロビー等）で長椅子なども活用し，リラックスできる雰囲気づくりをしましょう．

Point 3：

　基本的に情報収集を目的とするような会話は行わないことを心掛けましょう．一方的なものではなく，母と支援者の双方による関係性を重視します．生活の話や世間話から始めるのがよい場合もあるでしょう．

Point 4：

　母の辛い話はあえて誘導的に聞き出したりはしません．少しずつ関係構築されつつある時期であっても，関係づくりを焦らないことです．

Point 5：

　「母は自分の話を聞いてほしいのだろうな」ということを察したら，母自身のことに話の焦点を合わせましょう．話の焦点を児ばかりに集中しないよう意識します．

✖ コラム ✖

「支援者にわざわざ会いに来るお母さんの労力」
　お母さんが支援者にわざわざ会いに来てくれるということは，支援者が思っている以上に大変なことであると認識すれば，忙しい業務の中でもお母さんの突然の来所に対してお礼が言える余裕が生まれてくるかもしれません．

ミニ知識 「そうだね，そうだね，そうなの？」

　はじめの会話の内容が必ずしも本当に言いたいことではない場合があるので，留意する必要があるかもしれません．支援者は「そうだね，そうだね」と聞きながらも「そうなの？」と感じる部分を引き出すのも1つの方法です．想像しながら聞くことを支援者側も楽しめるといいですね．

　また，お母さんが自分の気持ちや現在の困難な状況をうまく表現できなくても，生活状況を聞いていくことで緊急性をアセスメントするヒントを得られることがあります．お母さんが話す内容を聞き，「何を不安に思っているのかな」「何が言いたいのかな」「一番，話したいことは何だろう」と考えながら，どう解決するかということよりも，何が問題の本質なのかを考えながら聞くと支援者の方もリラックスできることがあります．

　さらに，お母さんのつじつまの合わない会話や行動については，多職種や支援者間で情報を共有し，その都度，情報の摺合せをすることがよい場合もあります．

ここでワンポイント♪

「支援者の悩みを相談しても良い？」

　時に，支援者の小さな悩みをお母さんにも解決してもらうことがあってもよいかもしれません．

　支援者の小さな悩みをお母さんに解決してもらうことは，支援者にとってもリラックスできる時間であることが多く，会話の内容からお母さんの考えや好み，大事にしていることのヒントが得られることがあります．

不在時に突然の来所があっても大丈夫な体制づくり

Point 1：

　リスクの高い若年の母はアポイントをとって来所し相談，という面接設定を設けにくい場合があります．担当者不在時に母が来所してしまった場合の対応について，検討しておく必要があります．

Point 2：

　母が支援者に会いたいと思っているタイミングで支援者と接触がとれないと，必要な支援が遷延または実施できなくなったりしてしまう可能性があります．

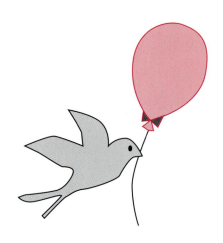

コラム

「お母さんが否定的感情を表出することは悪いことではないことを認識しておく」

　徐々に関係ができ始めていた中で，お母さんと支援者が行き違いで会えなかった場合というのは比較的よくある場面かと思います．お母さんとしてはせっかく自分から出向いて支援者に会いに行ったのに，そのタイミングで会えないと，次に支援者に会ったときに妙によそよそしい態度をとったり，拒否的な態度をとることもあります．このような場合は，支援者はまずは一言しっかりと謝ることも必要なのかもしれません．そのあとは何度も謝ったりはせずに，「不満は全部聞くよ」という姿勢を示します．支援者に対して不満を言いにくそうにしていたら，お母さんの言葉を借りつつ，あえて不満を表現できるように誘導することがあってもよいかと思います．お母さんが自分で表現できるように支援する練習にもなりますね．"不満"や"拒否"，"攻撃"などの気持ちを全部吐き出してもらうのは少し勇気がいることですが，ある程度覚悟をもっていると柔軟な対応ができるかもしれません．

　否定的な感情を表出できたら表出できたことを支持することが大切です．そして同時にお母さんのその感情に対し，健康的なかかわりで応え，支えていけるように支援できるのは支援者の方達ならではのスキルともいえるかと思います．

コラム

「焦らずに一緒に何かしよう」

　時にはプロである支援者でさえ，うまく言葉にできないことがあるのではないでしょうか．そんなときは無理に言葉で返さなくてよい場合もあるかと思います．

　支援者がうまく言葉にできないとき，家庭訪問時であれば，お母さんと一緒に洗濯物をたたんだり，具体的で簡単な作業を一緒に行ったり，共同作業の時間をもってみるのもひとつの方法かもしれません．お母さんの"生活や養育にほんの少し利益をもたらすものであれば尚更良い"というものを選択するといいですね．お母さんと同じ時間を共有することを優先してみると，ほっと一息つけることがありそうです．お母さんのネガティブな感情に対応する方法は言語的な支援だけではないことを念頭においておくと，支援者側に精神的なゆとりが生まれる可能性があるかと思います．

コラム

「関係性が崩れることは怖いこと？」

　時にお母さんや対象家族から大きな声で批判をされると，支援者自身も否定されているような感覚に陥りやすいかと思います．

　それはとても自然なことです．それも含めて関係構築への1つのプロセスであることを認識しておくと心にゆとりが持てそうです．関係が崩れることを極端に恐れず，養育上，把握した方がよいこと等は聞いていくことが大切ですね．

　対応で「厳しいな」と感じるときには，支援者もその感情を否定せず，そのまま感じて支援者自身が自分を励ます時間も必要です．

　「このプロセスを乗り越えられると，強くて太い関係を持つことができる」と支援者側が希望を持つことはとても大事なことです．

Point 3：

　母と支援者の信頼関係の基盤がしっかりしてくると，その後，児の対応の助言や家族の安全について，支援者側の意見を受け入れてくれるようになる可能性があるため，支援者はそれを念頭に置いておきます．

Point 4：

　母の拒否や怒りの程度がどうあろうとも，また支援者のコンディションがどうあろうとも，そこから「ある程度逃げない」ことは重要です．支援者側のそのような態度を母は敏感に感じ取ることができる可能性があることを念頭においておきましょう．

ミニ知識「聞き出し過ぎることの弊害」

　お母さんたちの中には自分の心を自分でうまく守れない人もいます．

　支援者は「聞く」「聴く」ことのプロですから，「聞き出す」ことを得意とされる方も多いかと思います．しかし，「聞き出し」過ぎて，お母さんが気持ちを整理したり，振り返ったりする作業をせずにただ，「話をしているだけ」ではかえって逆効果のこともあるかと思います．

　そんなとき，「辛かったら言わなくていいですよ．」とあらかじめ伝えておくことが必要です．

　自分の身を守れないお母さんに防衛方法を伝えていくというやり方です．

第3章 母や家族との関係構築－対応困難でも効果的な介入はできる？－

5 虐待されたことを思い出した母と支援者の対応

Point 1：

母が被虐待経験を想起した後，支援者の姿勢として，次のことが重要です．
- 母が被虐待経験を想起した後，後日，母とはじめて再会する場面は特にていねいに接します．
- 担当の支援者が不在時に母が来所してしまった場合の対応についても検討しておきます．場合によっては，担当課内で情報共有を実施しておくことも検討します．
- 母と接触を持てたときは「いつもと変わらない対応」をします．まずは，「先日訪問させてくれた」ことに感謝の言葉を伝えます．そして，支援者の母に対する"変わらない""引いていない""見捨てていない"姿勢を示します．
- 必要以上に「腫れ物」に触るような態度はとらないように心がけます．

Point 2：

母が被虐待経験を想起した後，母と支援者のやりとりを通して次のことを注意します．
- 母の方から再び，被虐待経験に関することが話されれば，その話を聞きましょう．しかし，支援者から意図的に母の被虐待経験について再び聞き出したり，引き出そうとするような態度は避けましょう．
- 会話をしながら母の表情や情緒面を観察し，客観的・総合的に母の様子をアセスメントします．
- 児の安否状況や養育状況については，児が同席していなかった場合，母

へ直接尋ねてみましょう．

ミニ知識　「被虐待経験の想起への理解」

被虐待経験の想起については，ひとしきり語って，また，記憶を閉じ込めてしまう人，語ったことを忘れる人もいます．そしてまた何かのきっかけで再び想起されることもあります．支援者はどちらの可能性があることも認識しておく必要があるかもしれません．

精神的に不安定な様子がみられたときの対応

Point 1：

母がなぜ，精神的に不安定になっているのか，母自身も整理できていないことは比較的多く見受けられることです．

Point 2：

母の訴えと実際の行動に違和感やギャップがあったとしても，支援者はあえてそこにお付き合いすることがあってもよいでしょう．養育上のリスクを高めない範囲であれば，母の発言や行動を訂正したり，正したりしないことを心掛けましょう．訴えと行動の異なりの例として，次のようなことがあげられます．

①支援者とのかかわりを自ら求めてきている状況であっても，都合の悪いことは嘘をつくことがあります：

支援者の面談や家庭訪問を母から求めている場合であっても，アポイント（面談や家庭訪問の約束時間等）や約束事（予防接種に関すること，必要な書類の期限等）を守らないことは往々にしてよくあることです．このことについて，さまざまな理由づけをするのも特徴の1つです．
②甘えと攻撃を繰り返し支援者を試すような行動をとることがあります：
例えば，つい先程まで子どものように甘えてきたかと思えば，急に約束を破ったり，支援者にイライラや怒りを強くぶつけたりすることがあります．それでも，支援者が母にかかわろうとする姿勢があるかどうか等を試したり，確認をしたりすることがあります．

Point 3：

母が精神的に揺れたとき，虐待のリスクがどう変化するのか，予測しておくことは重要です．母の状況にかかわらず，児の安全，安心の環境が維持されているかどうかの確認は常に実施しましょう．

Point 4：

母が支援者に愛着を求めることがあります．

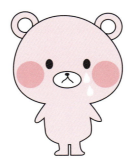

ミニ知識　「若いお母さんの甘えを受け入れて」

　あちらこちらに甘えられる存在がいるわけではない若いお母さんに「適度な依存」をされることは悪いことではありません．
　支援者はお母さんとの関係構築の上で，甘えの種類（極めて退行的になる，特に支援者に用事がなくても何度も支援者を引き止める，求める等）を見極めた上でどう対応するかを検討すればよいのです．例えば，授乳状況が問題ないのにもかかわらず，乳房マッサージ等を求めてくる場合，「母親」として頑張ってはいますが，身体のケアを支援者にしてもらうことで甘えようとしている場合もあります．支援者は状況を見極めながらそこにあえて付き合っていくのもひとつの支援です．
　また時には，お母さんが「わたしが赤ちゃんみたいだ」と言って支援者に甘えてくることもあるかもしれません．そういった場合，「赤ちゃん」としての退行を認めるよりも，「母」として認めるあるいは受け入れる，支えるというやり方もあります．
　お母さんが未熟な愛着行動をとったとしても，人間関係を結びつけるスキルはもともと備わっていることも多く，「良い支援者」に出会うことができれば，安定した関係を構築できる可能性があります．「良い支援者」とは，お母さんよりも優位な立場に立った「支援的支援者」ではなく，お母さんを尊重して対等にかかわれる支援者であるといえますね．どのような状況であっても，現在，お母さんができていることがあれば，どんな小さなことでもそれを伝え，その一つ一つをともに確認をしていきたいものです．

第3章 母や家族との関係構築－対応困難でも効果的な介入はできる？－

コラム

「支援者側の小さなリクエスト？」

　お母さんからの要求だけでなく，時に，支援者側の小さなリクエストも出してみるといいかもしれません．支援者もあまり遠慮し過ぎることなく，伝えたいこと，伝えなければいけないことを小出しにしていくというやり方です．例としては次の通りです．

　①面談や母子保健事業の予約をキャンセルする場合は，一報を入れてほしいと伝えてみます．
　②予防接種で未接種のものがあれば，その場で病院に予約の電話を入れてもらうように提案してみます．
　③乳幼児健診が未受診であえば，少し強めに受診勧奨をしてみます．

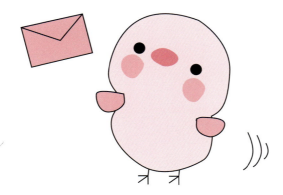

コラム

「理解しがたいその行動も」

　支援者の立場からみると，理解に苦しむお母さんの行動も，一歩下がって考えてみると，お母さんが現在，精神的に不安定な状況となる原因となっていることがしばしばあります．

　時に行動に焦点を当てるのではなく，お母さんの長所は何か，得意なことは何か，世帯の長所は何か，と考えることも大切です．

　そして，もっと大切なことは，その長所等を生かす方法について検討してみることです．例としては次の通りです．

①料理が苦手でも買い物など外に出かけることが好きなお母さんも多いものです．安いものを上手に買うことができるならば，そこを支持してみるのはどうでしょうか．スーパーの安売りチラシを見ながらお母さんができそうな簡単な料理を一緒に考えることもできます．

②同世代の芸能人をよく知っている若いお母さんは多いです．そして芸能人の批評をよくしているならば，好きな芸能人と嫌いな芸能人をあげてもらい，友だちだったらそれぞれどう対応するかを一緒に考えてもらう機会としてもよいかもしれません．たとえ，嫌いな相手が出てきても，攻撃するだけがすべてではないことをやんわりと伝えていく，よいタイミングになることがあります．

SNSが原因で精神的に不安定になっているときは

Point 1：

若年の母が精神的に揺れるとき，SNSでのやりとりが関与している場合があります．「自分だけ仲間外れにされた」「裏切られた」等，同世代とのやりとりでトラブルを起こすことも多くみられます．その度に怒ったり，反撃しようとしたりしますが，その間，児にあまり目を向けられなくなってしまうことがあります．

Point 2：

SNSの中で競争をしたり，わかってもらおうとしますが，そこでは認めてもらえないこともあります．そんな時は，支援者の立場から母を「いつも見守っているよ」というメッセージを伝えていきます．

Point 3：

このような状況で，母もすぐには感情を切り替えられません．ですが言われて嫌だったこと，されて嫌だったことは何だったのか，まずは母に聞いてみて一緒に整理をしてみましょう．

Point 4：

母の気持ちにある程度，整理がつけられたら，認めてくれないその人たちに母の真価を頑張って証明する必要があるのか，やり込めたり攻撃したりす

るエネルギーをそこに使う必要があるのかを母と一緒に考えてみましょう．落ち着いてきたところで，現実の養育の話にもどすとよいでしょう．

> **コラム**
>
> 「時代とともに変わるコミュニケーションの取り方」
>
> 　若いお母さんの場合，SNSの交流の中で認められないと，孤独を感じやすく，感化もされやすい傾向があるようです．
>
> 　自己肯定感が低いと，苛立ちながらもSNSの中でのやりとりに執着してしまい，子育てどころではなくなることもあるとか….
>
> 　そういった若いお母さんの特徴を支援者も押さえておくと，よりよい支援が考えやすいかもしれません．

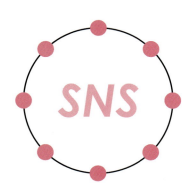

パートナーや家族のことが原因で精神的に不安定になっているときは

Point 1：

　パートナーも若年であることが多くみられます．そのため，パートナーも遊びに行きたい年頃で，そのことで母とパートナーが衝突することがあります．また，母はパートナーの不倫関係をしばしば心配することがあります．衝動的に決めつけたり，行動しやすい部分もあるため，母の話をまずはじっくり聞いてみましょう．

Point 2：

　現在，一緒に住んでいない家族のことについて思い出したり，連絡をとって再び傷つくことも多くあります．母の話してくれることを決して否定せずに，なぜそういう気持ちに至ったかを一緒に考えてみましょう．

ミニ知識　「他の家族員に関する語り」

　ご存知の通り，産後は原家族[注1)]について語り出すことも多いようです．
　それは自然なことであるということを理解しておくだけでも支援者のゆとりにつながる可能性がありますね．

注1）原家族：その人が生まれ育った家族，子ども時代の家族のこと．

9 パートナーの発達段階を考慮した会話の機会

Point 1：

　パートナーを含めて支援者が面談等をもてる機会があれば，それはぜひとも活用したいものです．支援者と家族が話をできる場面は，支援者もその会話を楽しむくらいの姿勢があってよいでしょう．

Point 2：

　パートナーの性格や人となりをある程度判断した上でになりますが，母との関係や母の家での様子などをストレートに聞いてみましょう．

Point 3：

　パートナーのできている部分や長所についても，言語化して伝えてみるとよいでしょう．機嫌をとろうというようなことはせず，自然な感じで支持してみるとよいでしょう．

Point 4：

　年齢から考えると幼さがみられる両親を受け入れながら，両親の発達段階を理解します．

ミニ知識　「若いお父さん，お母さんの発達段階」

　エリクソン（Erik Homburger Erikson）は青年期の発達課題として「自我同一性の確立」をあげています．自我同一性とは，自己の存在証明，主体性など，自分が自分であることを意味し，内的不変性と連続性，独自性の感覚をいいます．

　自我同一性の確立は，パーソナリティの発達そのもので，幼児期からの自己中心性・自律性・自発性・勤勉性を獲得していく過程の中で培われ，思春期・青年期に確立されるといわれています．

　若いお父さんやお母さんは，今まさに自分というものを統合し，豊かな世界をもった1人の人間として自己を確立しようと努める，子どもから大人への移行期であることを念頭に置いておく必要がありそうです．

　また，この時期は社会に受け入れられたい思いと，既成のものを否定したい思いとの間で揺れている可能性もあります．若いお父さんやお母さんが実母や実父などから十分な養育を受けられなかった場合，自己の価値観の形成はより難しくなっていることも考えられます．

　（外口玉子，中山洋子，小松博子ほか, 2002.）

Point 5：

　パートナーが母を支え，母の力になろうとしてくれているときには，支援者からパートナーにお礼を言ってみるとよいでしょう．

Point 6：

　家族関係の強化に働きかけましょう．その際，どのような働きかけがよいかを検討します．

Point 7：

　時に，母，父どちらかの代弁者の役割を支援者が務めます．特に肯定的な表現を言語化し，仲介役を担うことがあってもよいでしょう．
　そうすることで，2人の間にある誤解等を解くことができる場合があります．

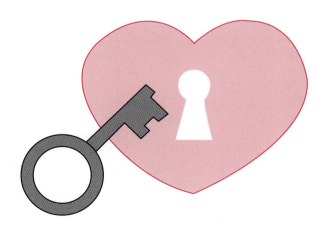

第4章

問題を抱えている母への支援
－知的面の問題や発達障害を感じたら？－

1 諸申請などの手続きが困難な母へのアプローチ方法

Point 1：

　諸申請が母本人だけでできるのかどうかの確認が必要です．知的能力に関する面をアセスメントし，必要に応じて手続きの補助的支援を実施します．アセスメントの視点は次の通りです．
　①母のニーズや動機を正確に把握します．手続きが面倒で行っていないのか，それとも手続きの仕方がわからないのかなど，できていない理由も確認してみましょう．
　②どの窓口で何を申請する必要があるか，また理解しているのかを確認してみましょう．

Point 2：

　大人の発達障害を予測する必要があります．

Point 3：

　「見守るタイミング」と「支援者としての支援が譲れないタイミング」を見極めましょう．

Point 4：

　生活や子育てに関する知識のレベルを把握しましょう．

Point 5：

　社会資源の活用を検討します．
　例えば，妊娠中に，入院助産制度の申請（経済的な理由で，病院への出産費用が払えない人のための制度）ができる場合があります．また，出産後は出産に関する諸手続きがあります．出生届の提出，健康保険の加入，乳幼児医療費助成，児童手当金，出産育児一時金・付加金，出産手当金，高額医療費の申請等です．
　しかし，これらの申請は，必要な書類も窓口（提出先）もバラバラです．この煩雑な事務処理は状況に応じて両親とともに一つ一つ確認していくことも大切です．
　また，保育園の入園のための申請や生活保護の申請はより複雑な場合もありますので，窓口まで支援者が同行した方が良い場合もあります．

Point 6：

　児が虐待を受けている場合は，見守りの目をどう増やしていくか，ネットワークも含めて検討します．

Point 7：

行政機関や保健センターまで交通機関をどう利用しているかを把握し，住宅環境の利便性も配慮に入れます．

Point 8：

個別ケース検討会議等，情報共有と役割分担について検討します．

Point 9：

生活保護課や他課と連携を実施します．

Point 10：

多職種，多機関で重篤性，緊急性の見立てに差がある場合やどの支援者が何をやるのか明確になっていない場合は，あえて重複して役割を担うことで漏れをなくすようにすることができます．

なかなか就職できないときは どのような支援が必要か

Point 1：

まずは，現段階での世帯の経済的基盤を把握する必要があります．

Point 2：

若年の母の場合，中学校だけでなく，小学校も休みがちだった場合も多いことを認識しておくことが必要です．貧困の問題を抱えていても適切な支援を受けていない場合があるため，慢性的な貧困状況を継続している可能性があります．

Point 3：

母がせっかく「正規の仕事につこう」という気持ちになっても，面接で不合格，あるいは研修の段階で落ちてしまい，定職につけないことがあります．就職できても継続できないことが多いようです．

そのため，なぜ，そのような状況になってしまうのかを検討する必要があります．原因となる事項については，次のことが考えられます．

①母の読み書き能力や知的面での能力が低い．
②学歴や職歴の欄が空欄である．
③遅刻を繰り返してしまう．
④連絡なく遅刻や休みをしてしまう．
⑤夜の時間帯に勤務する接客業などに比べ，給与が安いため，割に合わないと考えてしまう．

第4章　問題を抱えている母への支援－知的面の問題や発達障害を感じたら？－

⑥職場での人間関係が築けない．
⑦うまくいかないことが出てくると，「全部だめ」と放り投げてしまうことがある．

> ### ミニ知識　「家族みんなが苦しんできた可能性がある」
>
> 　発達障害から生じる二次障害[注1]を発生している場合があります．
> 　お母さんが発達障害を抱えていたとしても，実母等から理解を得られていない場合もあり，お母さんがそのことで原家族から責められ育ってきた状況があったかもしれません．
> 　また，幼少期にそのことに気が付く場面に遭遇しても，実両親もどうしてよいかわからなかった可能性もあります．支援者はそれぞれの立場を理解しながらかかわっていく必要があります．

Point 4：

提出書類の作成段階の読み書きの部分で行き詰っていないか確認します．必要に応じて，履歴書の書き方などを助言します．

Point 5：

継続的な精神的支援が必要です．仕事を始めたばかりの頃は，「あまり無理をしなくていいよ．挨拶だけはしようね．仕事は最初からできなくて当たり前だよ．」等と伝え，母のプレッシャーを緩和しましょう．

注1）発達障害から生じる二次障害：例えば，「いじめに合う」「ひきこもり」「うつ」「対人恐怖」「不登校」「周囲への反抗や家庭内暴力」「非行などの問題行動」などのこと．

Point 6：

人間関係がこじれているようであれば，どうすればいいのかを一緒に考えましょう．急な休みが必要になった場合は職場への連絡をするように伝え，きちんと連絡できているようであれば，母を支持します．

Point 7：

働きたくても働けない環境はパートナーから暴力を受けている母をより一層，苦しめる可能性があるため，IPV支援のひとつとして就職支援も大事な課題です．

Point 8：

軌道に乗るまで多少の時間を要しますが，働くことを通して自信をつける母も多くみられます．また，保育園に児を預けることで，児にとっても日中の見守りを多くの大人にしてもらえる機会となるため，就職支援や就業支援も大事なアプローチとなります．

第5章

家族への支援
－実母が役割を担えないときは？－

 過干渉などのコントロールが強い実母への対応方法

Point 1：

母の問題なのか実母（若年の母の母，つまり母方祖母にあたる人）の問題なのか，不明瞭になっている場合があります．

Point 2：

実母にも支援者をつけ，実母を支援していくことが必要です．

Point 3：

実母の特性や生育歴等も理解しましょう．

Point 4：

母の意思を確認する場合，実母とは別の場所で実施する必要があります．

Point 5：

　時に，実母が支援者に甘えるような態度や行動を取ることがあります．実母が支援者に甘えるような行動をとった場合，それを受け入れることも必要です．その上で実母にどう協力を求めるかを検討していきましょう．必ずしも母のサポートの資源として，実母（家族）の存在を捉えないことを心掛けましょう．

✖ コラム ✖

「家族を支援の対象として考える」

　家族を1つの単位として捉え，支援をしていく手法は支援者の皆さんの得意分野ではないでしょうか．家族もケアの対象と考えることが大切ですね．

　まずは，家族の役割とキーパーソンを確認してみましょう．

ミニ知識　「前向きな方向にも変わっていく可能性がある母子関係」

　被養育経験が次世代へ影響する可能性があることは，支援者の皆さんもご存知かと思います．しかし，これは必ずしもネガティブな側面だけではありません．

　お母さんは幼少期，実母からの辛い被養育経験を受けたかもしれませんが，実母以外の温かい人間関係から育まれた新たな別の視野や考え方を身につけているかもしれません．

　一方，実母も年齢を重ね，成長している可能性があります．また，周産期というお母さんの感受性の高いこの時期に「よい支援者」に出会うことができれば，経験や体験が変わってくる可能性もあります．もし，このような前向きな循環が進んだ場合，妊娠・出産・子育てを機会に新たな母子関係が再構築される可能性があります．

2 不在や死別などで実母がいない場合の支援方法

Point 1：

　支援者と母との関係が構築されつつあると，実母が不在であることへの不安や役割モデルがないことへの葛藤を母が語ってくれることがあります．その場合，母の寂しい気持ちややりきれない思いをまずは聞かせてもらいましょう．

　そして，どうすれば，その思いを抱えながらも安定した養育を目指せるのかを母と一緒に考えさせてもらいましょう．

ミニ知識　「状況に応じた母の喪失体験へのケア」

　病気や事故で実母と死別をした場合，また，いわゆる「捨てられた」場合，両者ではお母さんの抱える心の傷も異なってきます．

　死別の場合はグリーフケア[注1]を十分なサポートとともに受けられていたでしょうか．

　また，「捨てられた」状況にあった場合は，十分に悲しめていたでしょうか．「見捨てられた」という気持ちが怒りの気持ちとして残っている場合もあります．

　グリーフワーク[注2]のプロセスは個人差があります．

　ここが十分にケアできていないと，次の世代に持ち越してしまう可能性があります．

注1）グリーフケア：死別で悲しみの状態にある人にさりげなく寄り添い，援助すること．
注2）グリーフワーク：身近な人との死別による悲しみから徐々に立ち直っていく道程．

「別れる」を経験することはつらく寂しいことなのですが，実母との関係をどう切り離していけるか，お母さんの寂しい気持ちに支援者が寄り添い付き合っていくことは大事なことですね．

Point 2：

　母から実母との具体的なエピソードが出てきた場合，そのエピソードに関する喪失感を埋めるために支援者として何ができるかを考えましょう．生活のスキルなど，小さなことを少しずつ支援者が伝えていきます．
　例えば，「料理を教えてもらえなかった．もっと教えて欲しかった．」ということであれば，簡単な料理のレシピを母と一緒に考えることがあってもよいでしょう．

ミニ知識　「簡単・単純な助言の積み重ねで」

　幼少期に想像の世界を豊かに育ててもらえなかったお母さんたちにとって，日常生活スキル等の小さな具体的な助言は役立つことが多いと思います．

実母が行政に対して攻撃的な場合の対応
－児童相談所に児を保護された等の理由から－

Point 1：

「児らを取られた」との思いから，怒りの矛先が通報した側と通報先になることがあります．

Point 2：

時に機関連携において役割分担をして，家族の「怒り」の受け皿になる支援者を決めておきましょう．

Point 3：

まずは，世帯への支援について児童相談所との照らし合わせが必要です．その上で，世帯が市区町村の支援者等を頼ってきた場合は，ひとまずトーンダウンする（「怒り」の受け皿になる）までお付き合いさせていただきます．

Point 4：

実母，実父への精神的な保証や支援も大切です．

Point 5：

実母，実父は幼少期から母自身に関する「育てにくさ」を感じていたことも多いものです．そしてそれが養育の「厳しさ」につながってしまっていた

可能性があります．孫が児童相談所に一時保護されたことで，実母などからの母に対する風当たりがますます強くなることも懸念されます．支援者はこの部分についても予測しながら調整に入る必要があります．

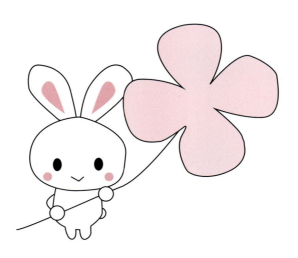

第6章
IPV被害を受けている母への支援
－どのように接するべき？－

IPV被害を受傷した直後の場面に遭遇したとき

Point 1：

　母がIPV被害を受けていることを把握しつつもパートナーとの分離が困難な場合，家庭訪問の頻度，母との接触の頻度を検討しましょう．

Point 2：

　諸手続きの申請の遅れや関係機関からの情報等により，少しでもIPVの徴候を感じたときは，家庭訪問の頻度を上げましょう．

Point 3：

　アポイントなしの家庭訪問も緊急性を予測しながら，場合に応じて実施しましょう．

Point 4：

　緊急性を感じたときは，遠慮せずに入室することもあって構いません．

Point 5：

　支援者が当該世帯情報に関して，他機関や多職種への発信的役割を担う可能性もあるため，できる限り，状況を正確に把握します．

Point 6：

　警察や児童相談所，女性相談員との連携を考慮に入れましょう．

Point 7：

　IPV 受傷後は母の受診勧奨を行います．

Point 8：

　診断書の提出や事務的手続き等の情報提供および支援を実施します．

Point 9：

　法的知識を予め概ね把握しておきましょう．

Point 10：

　次のように母の情緒面をケアします．
　①母が，それでもパートナーのことを肯定しようとしていたら，現実を見

られるように働きかけます．
②母の「本当のところ」の気持ちを聞いてみましょう．
③パートナーとの問題だけではなく，実母との問題が絡み合っている場合がある．そのため，問題を整理するような働きかけを行います．

Point 11：

多職種・多機関連携での支援が必要な場合，個別ケース検討会議の開催を検討します．

ミニ知識 「支援者の反応が与える影響」

IPV受傷時や受傷後のお母さんの語りを支援者が聴く際，支援者の心理もまた大きく揺さぶられることがあります．ここで留意すべきことは，支援者がお母さんよりも泣いたり怒ったりして，必要以上に反応し過ぎないことです．支援者の行き過ぎた感情表出は，かえってお母さんが自分で語ったことを自分の中で染み渡らないようにしてしまう可能性があるからです．

母との会話や様子から IPV被害を予測し，支援する

Point 1：

　パートナーとの関係がうまくいかなくなると，言語的表現以外にも非言語的な何かしらの徴候があることがあります．また，IPVを受けていたとしても，母がすぐに言語化することはほとんどないこともあります．支援者は次のことを認識する必要があります．
　①この場面は大事な場面であること
　②支援者の立場から母を守る必要があること
　③問題の本質はどこにあるのかということ
　④母を決して焦らせてはいけないということ
　⑤母の葛藤に十分付き合う覚悟をどこかで決めること
　⑥母の理想が支援者の思い描くものと違っていたり，母自身が認めたくないことだったり，言葉にするのが辛いことだったりするなど，ネガティブな感情の部分も大事にすること
　⑦母の行動だけで状況の良し悪しを判断しないこと

Point 2：

　支援者のもとに母が相談に訪れたとしても，すぐに言語化するとは限りません．まったく関係のない話から始めたり，「最近，疲れる，面倒くさい」等と訴えることからはじめる場合もあります．母が時間をかけて言葉を選んでいる場合，あるいはなかなか暴力に関する直接的なことを話そうとしない場合の対応としては次の通りです．
　①まずは一緒に問題に直面することや時間を共有することを目標として

みましょう．
②何かを指示，助言することよりも，同じ時間を過ごしてみることに重きを置いてみます．
③母との対等な関係を意識してみます．

Point 3：

次にあげる母の非言語的表現をアセスメントします．
①母が痩せてくるあるいは体重が増えている感じがする
②そわそわしている等，強い焦燥感がみられる，あるいは動きが極端にゆっくりであったり，静止がちである
③感情の浮き沈みが見受けられる
④なかなか帰宅しようとせずにいる
⑤表情が乏しく，疲労感や気力の低下がみられる，あるいはハイテンションである
⑥服装や装いなどがいつもとは少し違っていたり，違和感がある

Point 4：

前述 Point 3 のような徴候も含め，IPV の徴候を感じたときには，急がず，横に座ります．沈黙も使いながら時間をかけて母からの言葉を待ちましょう．

Point 5：

会話だけではなく，外観観察することにも重点を置きましょう．
①児も同席している場合は，児の皮膚の状態や全身状態を確認
②見える範囲で母の肌露出部分から IPV 受傷状況も確認

Point 6：

次にあげるように母子の生活状況を聞き取ります．
①食事はとれているか，どんなものを食べているのか
②お風呂には入っているのか
③眠れているのか（眠れていなければ，どのくらい眠れていないのか，眠れていても，どのくらい熟睡できているのか）

Point 7：

母が自分の状況や行動について言葉にできた場合は，「よく言葉にできた」ということと「よくやっている」ということを繰り返し伝えましょう．

Point 8：

緊急性に関するアセスメントは怠らないことを心掛けます．通常，母との関係性の中で情報収集するような誘導的な会話を行っていなくても，この場合は誘導的に引き出していくことも実施しましょう．

Point 9：

社会資源も含めた支援のプランを検討します．

Point 10：

ケースワーク的な支援も同時進行で実施します．

Point 11：

　多職種につなぐタイミングも見計らいます．例えば，女性相談員との面談等です．

Point 12：

　必要に応じて多職種（女性相談員，社会福祉士等）面接を促し，面談を設定します．

Point 13：

　多職種と母の顔合わせの状況，母の反応から他の支援者との相性を観察します．

Point 14：

　「自分を大事に」というメッセージを母へ"さらり"とした形で伝えます．

Point 15：

　「不安」な気持ちを男性に向けないで，支援者に向けてもらえるように配慮します．

Point 16：

　母がそれでもパートナーとの修復を望むような発言をしたら，「そうは言っても今，起こっていることをみてごらん」と伝えてみます．暴力はいかなる状況でも受容されないというメッセージを伝えていきます．

ミニ知識 「外傷性の絆（ドラマチック・ボンディング）」

　暴力は，被害者と加害者の間で特別な心理状態を創り出します．親密な間柄で継続して暴力が繰り返されると，暴力を振るう「虐待者」と優しく接してくれる「救済者」が同一人物であるため，暴力被害当事者は，「虐待」と「愛」を混同してしまいます．

　また，暴力被害当事者は，加害者の機嫌を損なわず，密接な関係を保てば自分の身は安全であることから，加害者との親密な関係を保とうと努力します．

（女性ネット SayaSaya）

ミニ知識 「お願い事のときも I メッセージで」

　支援者はお母さんの話を共感的に聴き，感情を受容しながら，これから実際どうするかについての支援の方向性を同時に考えても大丈夫です．パートナーから暴力を受けながらもお母さんが感じている感情は認めつつ，自分を大事にするように，危機介入的な支援を同時に行っていくことが必要です．

　児の安全を優先して考えることも必要です．支援者は，時にお母さんに児の安全のために暴力を振るうパートナーのところへもどっていかないよう，I メッセージ[注1]でお願いする立場をとることも必要かもしれません．

注1）I メッセージ：「わたし」を主語にします．「お母さん，こうしなきゃいけませんよ」ではなくて，「こんなに大変なお母さんを見ていると，わたしの方が涙が出てきちゃいます．」「こんなに大変なお母さんを見ていると，わたしの方がこんな気持ちになってしまします．」というようなメッセージ．

周囲から中絶を促されている母への対応
－別れたパートナーとの間で再び妊娠－

Point 1：

中絶する病院と出産できる病院のどちらも検討しておきましょう．

Point 2：

妊娠週数の確認をします．支援者の視点から今後，養育が困難であることを予測したからといって，「中絶」というプランに直結させずに慎重に取り扱います．

Point 3：

母が相談したいタイミングで話を聞けるようにします．

Point 4：

母が妊娠に対してどう感じているのかを把握します．

Point 5：

児の父親については遠慮せず聞きましょう．今後のこと（児の認知の問題等も含）を考えて，聞いておいた方がよいことは確認します．「聞いても崩れない母との関係」を構築しておくことも重要です．

Point 6：

母と支援者の間で「これを聞くと，関係が崩れるのではないか」という不安があまりないくらいまで，関係構築できていると，支援の介入もしやすくなります．

Point 7：

暴力は，身体的，精神的，社会的にさまざまな形で母に影響を与えます．そしてまた，その回復には多くの時間を要することがあります．支援者は「あなたはかけがけのない大切な人」というメッセージを繰り返し伝えていく等の母の精神的サポートが極めて大切です．

Point 8：

生活保護等も考慮に入れて，支援プランを考えます．

Point 9：

女性相談員とも連携をし，認知の問題等について検討しておきましょう．

Point 10：

たとえ直接の暴力を受けていなくても，両親の間での暴力を見たり，聞いたりする子どもは，暴力被害女性と同じように，暴力の影響を受けています．
　子どもたちの表情を観察してみましょう．対等なコミュニケーションによる問題解決を学ぶ機会が奪われたため，いじめの加害者もしくは被害者になっていないでしょうか．無力感を感じている様子はありませんか．あるいは，自分が親を守らなければ，と必死になっていませんか．日常生活の様子

はどうでしょうか．日常生活を把握することでリスクアセスメントを再度，実施することが可能になります．その際，支援者は，子どもは自分の置かれている状況や感じていることをうまく表現できない場合があることを常に念頭に置いておかなければいけません．

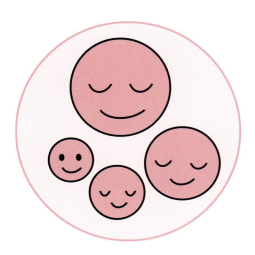

第7章

児への虐待が疑われたとき
― 対応の仕方と見極めのコツとは？ ―

1 子どもの虐待通報を受けたときの対応と心構え

Point 1：

　児童相談所の把握ケースであった場合，児童相談所の動きをみながらどのタイミングで母にアプローチしていくかを検討します．

Point 2：

　母や家族等の関係性を見極めながら，保健師等の支援者はどのポジションでかかわることが児の安全のために妥当かをアセスメントします．

Point 3：

　すでに市区町村や保健センターの保健師等が支援している世帯に関して，児童相談所等から連絡が入ることがあります．同世帯の虐待通報が児童相談所にあったという連絡です．このような通報が続くと，保健師等の支援者に「継続してきた支援が無駄だったのではないか」「このまま支援しても

改善が見込めないのではないか」等の気持ちが生じることがあります．
　このように支援者側に落胆と諦めの気持ちが生じることは自然なことです．

Point 4：

　状況を大きく変化させることではなく，「かかわり続けること」に重点を置きます．

Point 5：

　どのような状況になっても，母やその家族に対して，理解しようという気持ちは伝えられる範囲で伝えていきます．

Point 6：

　虐待の問題が絡むときは，支援者が支援の難しさを感じるときの1つです．それは同時に，支援者の専門性が活かされるときでもあります．

Point 7：

　このような場面を繰り返していくうちに，突発的な出来事はいつでも起こりうることを経験し，支援者は常に緊張感を持つようになります．適度な緊張感はリスクアセスメントの段階で必要です．しかし，他にも多くのケースを抱える支援者は常に緊迫下のなかにあります．支援者自身がクールダウンできる機会を定期的に持つことが大切です．

Point 8：

　常に緊迫下の状況の中にあると，何が起こっても驚かない耐性のようなものが支援者の中ででき始めることがあります．

　しかし，同時に，支援者が1人で抱えきれなくなっている状況も考えられます．このようなとき，職種間による意見の相違はあったとしても，保健師，助産師，医師，臨床心理士，精神保健福祉士，社会福祉士，児童福祉司，保育士，スクールカウンセラー，女性相談員等の支援者同士において，ケースの情報共有をすることは大切なことです．このことは，ケースに直接接している保健師等の精神的な負担を軽減する可能性があります．

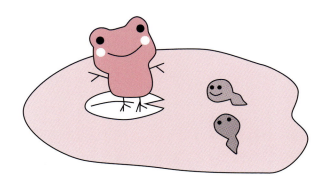

2 きょうだい間差別がみられたときの対応

Point 1：

　きょうだい間差別とは，養育者がきょうだい間で差をつけて養育することです．明らかに虐待を受けている方の児について，児童相談所を含め関係機関がその事実を認識していたといても，すぐには保護等に至らないことが多いのが現状です．"保育所など集団の場にもつながっておらず，地域で見守るしかない"という状況の事例は多くみられます．

> **コラム　「難しいケースだからこそ地道なかかわりを」**
>
> 　こういったケースに悩んでいる支援者は多いのではないでしょうか．このような事例は健診も未受診のことが多く，電話等の接触も持ちにくいのが現状だと思います．
>
> 　対応としては，多機関で情報共有することに加え，支援者が短い接触時間や滞在時間であっても，時間を変えながら訪問し続けることが重要です．もし，養育者と接触を持て，児の安否を確認できた場合は，極端に言えば，言葉は交わさなくても良いくらいかもしれません．それよりも支援者として気を付けたいのは，「世帯を監視に来たのではない」というメッセージを伝えることです．ここが児童相談所とは違う役割の部分であるといえるでしょう．「会いたいから会いに来た」ということを繰り返すのもひとつの方法です．

Point 2：

現時点では虐待されずに，養育者に"一見，可愛がられている方の児"も注意深く観察していく必要があります．

Point 3：

すでに保育所などの見守りがある場合は，定期的に情報を共有しましょう．最近は保育所も家族援助や対応困難な養育者の対応について学んでいるため，保育士等の専門職を活用し，連携を図りましょう．

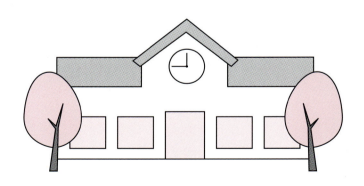

きょうだいに不審死の児がいた場合の注意点

Point 1：

　きょうだい児の中に，SIDS[注1]や不審死事例が存在していた場合については，本児への虐待リスクアセスメントを慎重につける必要があります．転入ケース等で死亡の検証を十分に行われていない事例の場合，転入先の自治体の行政医師も含めた個別ケース検討会議の開催，組織での虐待リスクの判断が望まれます．

ミニ知識「どんな事例でも両親に寄り添って話をきく」

　きょうだい児の中に，SIDS や不審死事例が存在していた場合，まずは「上のお子さんはどうなさったんですか」と親御さんに直接聞いてもよいかと思います．

　最初から疑いの目を持って接するのではなく，まずは親御さんの話を聞きながら，どういう体験をされたのかを確認します．その上で虐待リスクの判断をしていきます．

　また，専門職同士での積極的なディスカッションも大切です．不審な死であってもなくても，きょうだい児には必ず影響すると言われています．

注1）SIDS（Sudden Infant Death Syndrome）：乳幼児突然死症候群．

関係機関と確実に情報を共有するためには

Point 1：

　児の虐待リスクが高まった場合，すでに多機関が当該世帯にかかわっている場合は，ただちに情報を共有する必要があります．しかし，児童虐待現場では，どの職種も煩雑な業務を抱えており，担当者が不在であることも多くみられます．「伝言」という形でメッセージを残すことが多くみられますが，その場合，情報が担当者に適切に伝わっているのかどうか，確認をする必要があります．

　また，「伝言」として残す場合も窓口を一本化し，当該世帯を把握している担当者に伝えることが望ましいと思われます．

Point 2：

　経時記録等に経過の記録を正確に残しておくことも重要です．

第8章
関係機関との連携
－特に特定妊婦についての重要点は？－

 「行政」と「医療機関」での連携の際の注意点

Point 1：

特定妊婦の場合は，行政から医療機関，あるいは医療機関から行政へ当該ケースの情報提供を実施します．

Point 2：

地域連携室等を設けている医療機関であれば，担当の専門職を窓口にしてもらいましょう．多職種の協働によって，必要な支援を行っていきます．

Point 3：

妊娠中に母の承諾が得られれば，行政側の支援者が医療機関へ行き，面接の機会をつくります．

Point 4：

　行政と医療機関，必要時に応じて児童相談所も含め，個別ケース検討会議を実施します．

Point 5：

　行政が持っている当該ケースの情報と医療機関が持っている情報は重複する部分もあれば，それぞれが独自に持っているものもあるため，丁寧に情報を共有しましょう．

Point 6：

　医療機関に当該ケースが入院している間（初産婦では産後1週間くらいまでの間）に，できれば地区担当の保健師が面会を実施し，当該ケースと顔合わせを行います．

Point 7：

　妊娠中に母とすでに面識があった場合は，関係性の構築も意識しながら面接を実施します．

Point 8：

　医療機関からサマリーや診療情報提供書を受理した場合，行政側は新生児訪問等の結果をなるべく早い段階で医療機関に返信します．

Point 9：

　行政の支援者が当該世帯とうまく接触がとれない場合，医療機関に母乳外来や1カ月児健診の様子を報告してもらえるように依頼します．接触の頻度や虐待リスクの緊急性等をアセスメントしながら，状況に応じて行政機関や保健センターの保健師，助産師などの専門職が，医療機関や出産病院の母乳外来や1カ月児健診に同席します．

2　児童相談所と行政保健師のそれぞれの役割

Point 1：

　2012〜2013年度にかけて，市町村の虐待対応が整備されました．それにより，保健師の虐待対応も変化しつつあります．

Point 2：

　児童虐待の制度や体制の変更に伴い，保健師の業務は拡大し，役割はますます重要になってきています．

Point 3：

　保健師は，本来「寄り添う」支援者です．しかし，業務の拡大や緊急の対応が必要となる児童虐待現場では，時間にゆとりがなく，児童相談所の支援者と同様に聞き取りを中心とした家庭訪問になってしまうことがあります．このようなことから，現場の保健師は「葛藤」しているのが現状です．

Point 4：

　関係構築を軸とした「時間をかけた関わり」ができないこと等に葛藤が生じており，このような支援者としての役割の変化に戸惑いを感じている保健師も多くみられます．

Point 5：

　これまで，児童相談所の支援者と市区町村保健センター等の保健師等の支援者は，家庭訪問の方法もケースアプローチの仕方も異なるものでした．
　しかし近年，制度の変更とともに，児童相談所の支援者と保健師等の支援者の役割分担は徐々に曖昧になっているのが現状です．保健師等の支援者はそのことに懸念を抱いています．

Point 6：

　保健師の基本的姿勢である母子保健へのポピュレーションアプローチができなくなっていると感じている保健師もいるかもしれません．

Point 7：

　児童虐待が増加している現状だからこそ，ハイリスクアプローチと同時に，「ニーズのない母」「ニーズのない世帯」「支援を求めない世帯」に対するポピュレーションアプローチがより一層必要になってくるのではないでしょうか．
　「ニーズのない母／世帯」は「ニーズの見えない母／世帯」や「ニーズの目立たない母／世帯」かもしれません．

Point 8：

　ハイリスクアプローチのときこそ，保健師の「寄り添う」アプローチが必要である可能性が高いです．しかし，支援組織の中ですら，保健師の役割は周知されていないことがあります．

Point 9：

　他職種に保健師の役割を周知できれば，虐待対応も変わる可能性があります．例えば，虐待通報があった場合，社会福祉士が世帯からの必要な情報を聞き取りする役割を担い，一方で保健師は積極的な聞き取りは行わず，「関係構築を重点としたかかわりをさせてほしい」といえる対応が可能になるかもしれません．そのような役割尊重は支援者同士のコミュニケーションも円滑にします．

コラム

コラム「母子保健の本来あるべき姿に」

　「予防的にかかわる成果の出し方」は，まさに保健師の得意分野かと思います．

　保健師は家族を全体で捉えて支援していくことで，次世代での問題を少なくできるエキスパートです．

　児童虐待の重篤事例のあらさがしよりも長期的に将来の過程をどうするのか，という視点をもてるのはまさに保健師の皆さんの強みではないでしょうか．

　成果を評価しにくいところではありますが，今，まさに皆さんの力が発揮されるときではないかと思うのです．

3 保健師が行う多職種への支援
－可能性を拡げる－

Point 1：

　保健師の役割には，多機関（医療機関・学校関係・福祉施設・保育園・警察等）に在籍する多職種をコーディネートすることも含まれています．

　特に，虐待現場ではそれぞれの立場から意見の相違が生じることも少なくありません．そのため，それぞれの専門性を活かした上で世帯を支援していけるように調整する役割を担うことが重要です．

Point 2：

　児童虐待の対応場面では，時に専門職が行き詰まってしまう場面があります．例えば，保育士が虐待リスクの高い世帯をどのように支援していったらよいのか苦悩し，保健師に相談をしてくることもあります．保健師は他の専門職の精神的受け皿となり，精神的な支援をすることも必要です．

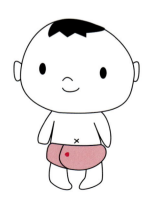

◆ 文　献 ◆

American Psychiatric Association 著，高橋三郎，大野裕訳：DSM－5 精神疾患の診断・統計マニュアル．医学書院，2014．

Cox J, Holden J 著，岡野禎治，宗田　聡訳：産後うつ病ガイドブック．南山堂，2006．

原田正文：子育ての変貌と次世代育成支援－兵庫レポートにみる子育て現場と子ども虐待予防－．名古屋大学出版会，2006．

Horwitz SM, Briggs-Gowan MJ, Storfer-Isser A et al.: Persistence of maternal depressive symptoms throughout the early years of childhood. J Womens Health, 18 (5): 637–645, 2009.

衣斐哲臣：「子どもを叩いてしまう」と訴えてきた母親を，はたして支援しえたのか．家族療法研究，19 (3): 243–253, 2002．

衣斐哲臣：児童相談所での危機対応．臨床心理学，9 (2): 176–179, 2009．

衣斐哲臣：虐待通告と初期対応　児童相談所の現場から．こころの科学，159: 33–37, 2011．

女性ネット SayaSaya：HP．http://saya-saya.net/（2017年3月14日現在）

上別府圭子，小野和哉，呉太善：子どもを愛せないと訴えた母親の事例　心理療法とサポート・システムによる援助．児童青年精神医学とその近接領域，43 (1): 64–77, 2002．

上別府圭子，杉下佳文，栗原佳代ほか：周産期のメンタルヘルスと虐待予防のための育児支援システム構築に関する研究　地域母子保健からの検討．子どもの虐待とネグレクト，12 (1): 61–68, 2010．

上別府圭子：妊娠期からの切れ目ない子育て支援－妊娠期からの産後うつ病重症化予防－．母性衛生，56 (2): 248–253, 2015．

Kamibeppu K: Childrearing and Mothers with Postpartum Depression or Depression. Journal of Japanese Society of Psychosomatic Obstetrics and Gynecology, 18 (3): 391–397, 2014.

キタ幸子，戸部浩美，梅下かおりほか著：発達に影響を及ぼす危険因子と保護因子：うつ病の母親．pp. 85–95（青木　豊，松本英夫ほか編：乳幼児精神保健の基礎と実践　アセスメントと支援のためのガイドブック．岩崎学術出版社，2017．）．

北村俊則：事例で読み解く周産期メンタルヘルスケアの理論－産後うつ病発症メカニズムの理解のために－．医学書院，2007．

北村俊則：周産期メンタルヘルススタッフのための心理介入教本．北村メンタルヘルス研究所，2013．

北村俊則：SCID 入門－だれでもできる精神科診断用構造化面接－．北村メンタルヘルス研究所，2013．

小林美智子，松本伊智朗：子ども虐待　介入と支援のはざまで．明石書店，2007．

厚生労働省：社会保障審議会児童部会　児童部会児童虐待防止対策のあり方に関する専門委員会報告書．2015．http://www.mhlw.go.jp/file/05-Shingikai-12601000-Seisakutoukatsukan-Sanjikanshitsu_Shakaihoshoutantou/0000096669.pdf（2017年3月14日現在）

厚生労働省：健やか親子21（第2次）．2015．http://sukoyaka21.jp（2017年10月31日

現在）
厚生労働省：子ども虐待対応の手引き（平成25年8月改正版）．2013．
Kumar R: "Anybody's child"Severe disorders of mother-infant bonding. Br J Psychiatry, 171：175-181, 1997.
久米美代子，堀口　文：マタニティサイクルとメンタルヘルス．医歯薬出版，2012．
McLennan JD, Kotelchuck M, Cho H: Prevalence, persistence, and correlates of depressive symptoms in a national sample of mothers of toddlers. J Am Acad Child Adolesc Psychiatry, 40（11）：1316-1323, 2001.
McMahon C, Trapolini T, Barnrtt B: Maternal state of mind regarding attachment predicts persistence of postnatal depression in the preschool years. J Affect Disord, 107（1-3）：199-203, 2008.
箕口雅博，高岡昂太：子ども虐待へのアウトリーチ－多機関連携による困難事例への対応．コミュニティ心理学研究，17（1）：88-92, 2013．
中板育美：特定妊婦に関する知識と育児支援．小児看護，38（5）：545-549, 2015．
中板育美：妊娠期からの切れ目のない支援で「特定妊婦」を支えよう－保健・福祉と連携したかかわりへの期待－．助産雑誌，69（10）：808-813, 2015．
National Institute for Health and Clinical Excellence（NICE）：Antenatal and Postnatal Mental Health: Clinical Management and Service Guidance. NICE Clinical Guideline, 2015.
西園マーハ文：産後メンタルヘルス援助の考え方と実践－地域で支える子育てのスタート．岩崎学術出版社，2011．
大橋優紀子，南谷真理子，北村俊則：マタニティ・ブルーズと産後うつ病．周産期医学，44（7）：957-961, 2014．
斉藤幸芳，藤井常文：児童相談所はいま－児童福祉司からの現場報告－．ミネルヴァ書房，2012．
佐藤拓代：特定妊婦の概念とその実際－求められる対応とは－．助産雑誌，69（10）：804-807, 2015．
Schnitzer PG, Ewigman BG：Child deaths resulting from inflicted injuries: household risk factors and perpetrator characteristics. Pediatrics, 116（5）：e687-e693, 2005.
杉下佳文，上別府圭子：妊娠うつと産後うつの関連－エジンバラ産後うつ病自己評価票を用いた検討－．母性衛生，53（4）：444-450, 2013．
鈴木敦子：児童虐待における家族ケア－強迫観念の強い親と未熟な親への初期ケアに焦点を当てて－．小児看護，24（13）：1782-1785, 2001．
鈴宮寛子：出産後の母親にみられる抑うつ感情とボンディング障害　自己質問紙を活用した周産期精神保健における支援方法の検討．精神科診断学，14（1）：49-57, 2003．
高岡昂太：子ども虐待におけるアウトリーチ対応に関する研究の流れと今後の展望．東京大学大学院教育学研究科紀要，48：185-192, 2009．
高岡昂太：子どもを虐待する養育者との対峙的関係に対する児童相談所臨床家のアプローチ－アウトリーチから始まる関係構築の構造－．心理臨床学研究，28（5）：665-676, 2010．
高岡昂太：子ども虐待へのアウトリーチ－多機関連携による困難事例の対応－．東京大学出版会，2013．
武井　明，鈴木太郎，糸田尚史ほか：児童相談所において精神科医がかかわった虐待事

例35例の検討. 精神医学, 44 (9) : 1025-1029, 2002.
外口玉子, 中山洋子, 小松博子ほか：系統看護学講座　専門25　精神看護学1. 医学書院, 251-252, 2002.
Yoshida K, Yamashita H, Conroy S et al.: A Japanese version of Mother-to-Infant Bonding Scale: factor structure, longitudinal changes and links with maternal mood during the early postnatal period in Japanese mothers. Arch Womens Ment Health, 15 (5) : 343-352, 2012.
吉田敬子：胎児期からの親子の愛着形成. 母子保健情報, 54：39-46, 2006.
吉田敬子：子どもの心を育む-胎児期からの親子の愛着形成-. 母子保健情報, 54：39-46, 2006.
吉田敬子, 山下　洋, 岩元澄子：育児支援のチームアプローチ-周産期精神医学の理論と実践. 金剛出版, 2006.
吉田敬子, 山下　洋：産後の母親と家族のメンタルヘルス-自己記入式質問票を活用した育児支援マニュアル. 母子保健事業団, 2006.

◆ 索 引 ◆

和 文

【あ行】
赤ちゃんへの気持ち質問票 10
育児支援チェックリスト 10
移行期 45

【か行】
かかりつけ医 26
家庭訪問 8
虐待リスク 75, 76
きょうだい間差別 73
緊急性 16, 29, 49, 64, 79
グリーフケア 55
グリーフワーク 55
ケース検討会議 78
ケースマネジメント 7
原家族 43, 51
言語化 62
攻撃的 17, 21, 22
コーディネート 82
こども家庭支援課 1

【さ行】
産後うつ 10
産前産後ヘルパー事業 4
自己肯定感 42

児童相談所 1, 57, 70, 79
児童福祉法 5
死亡事例の検証 20
死亡の検証 75
若年妊婦 5
若年の母 1
就業支援 52
出生連絡票 8
出生連絡票（出生通知票） 8
女性相談員 64, 68
生活保護 68
全戸訪問 17
早期スクリーニング 10
喪失感 56
喪失体験 55
相談の動機 20

【た行】
多職種 29
特定妊婦 5, 77

【な行】
入院助産制度 48
乳児家庭訪問事業 8
乳幼児医療費助成 48
妊婦健康診査 5
望まない妊娠 5

【は行】

配偶者暴力相談支援センター 1
ハイリスクアプローチ 80
ハイリスクケース 24
発達段階 44
半構造化面接 11
反社会的 15
被虐待経験 6, 13, 35
非言語的（徴候）62, 63
保護司 15
母子健康手帳（母子手帳）5, 16, 17
ポピュレーションアプローチ 80
ボンディング障害 10

【や行】

養育支援訪問事業 4
要支援児童 5

【ら行】

リスクアセスメント 10

欧文

EPDS 10, 60, 61
IPV 6, 25, 52, 59, 62, 63
Iメッセージ 66

◆ あとがき ◆

　私自身，児童虐待問題を内包する家族事例に臨床で出逢い衝撃を受けて以来，小児科クリニック，保健福祉センター，女性センター，大学病院（精神科）など，さまざまな場に身を置きながら，この問題を何とか予防したいと考え取り組み続けてきました．この間，日本子ども虐待防止学会ができ，児童虐待防止等に関する法律が制定され，児童福祉法が繰り返し改正されて「要保護児童対策地域協議会」や「特定妊婦」が規定され，2015 年からの健やか親子 21（第 2 次）においては「妊娠期からの児童虐待防止対策」が重点課題としてとりあげられるようになりました．システムとして格段の進歩です．一方，児童虐待問題を（潜在的に）内包する家族事例に寄り添い支援しようと努めている市区町村保健センター保健師の皆さんのための，家族事例への直接援助のコツを集めた参考書のようなものが案外ないことに気がつきました．

　著者の渡辺雅子さんは，虐待問題を内包する家族事例とかかわる豊富な経験をもつ保健師です．渡辺さんと飛鳥田先生と著者は，関係諸機関から許可を得て，渡辺さんの対応した困難事例をていねいに振り返り，また視点を替えて分析を繰り返しました．いずれも多重なリスク因子を抱えた家族事例でした．振り返りの際には，母親や父親や子どもたちの言動や居住環境の様子を生々しく描写してもらうのみならず，そのとき支援者はどういう視点で何を見てどう判断し，何を言いどう動いたのか，対象者の反応にどんな感情が湧きその感情をどう処理したのか，そして支援者の同僚や連携者の反応などについても詳しく語ってもらいました．その上で 3 人で討議し，コツをまとめていきました．渡辺さんにとっては，たいへんなハードワークだったと思います．私自身，ときに家族の状況にハラハラし，渡辺さんの瞬時の判断や対応に感心し，事例の展開に胸を撫で下ろしたりしながら，勉強させてもらいました．

　本書を手にとった保健師の皆さんには，ああそう考えればいいのかとか，ああそれならできるなと，納得していただけるものと確信しています．そして家族事例にかかわっていく仕事が，昨日までよりも少し楽に感じられるようになっていただくことが私たちの願いです．

　最後に，本書の上梓を認めてくださった杏林書院と，私のわがままなタイムスケジュールにつきあってくださった編集部の木村香織氏には，心から感謝申し上げます．

2017 年 12 月 1 日
上別府　圭子

2017年12月20日　第1版第1刷発行

虐待を防ぐ保健師訪問
介入困難な家族とかかわるコツ
定価（本体1,400円＋税）　　　　　　　　　　　　　　検印省略

　　　　　　　監　修　　上別府圭子
　　　　　　　発行者　　太田　康平
　　　　　　　発行所　　株式会社　杏林書院
　　　　　　　　　　　　〒113-0034　東京都文京区湯島4-2-1
　　　　　　　Tel　　　 03-3811-4887（代）
　　　　　　　Fax　　　 03-3811-9148
©K. Kamibeppu　http://www.kyorin-shoin.co.jp

ISBN 978-4-7644-0537-0　C3047　　　　　　広研印刷／川島製本所
Printed in Japan
乱丁・落丁の場合はお取り替えいたします．

・本書の複製権・翻訳権・上映権・譲渡権・公衆送信権（送信可能化権を含む）は株式会社杏林書院が保有します．
・JCOPY ＜（一社）出版者著作権管理機構　委託出版物＞
　本書の無断複製は著作権法上での例外を除き禁じられています．複製される場合は，そのつど事前に，（一社）出版者著作権管理機構（電話03-3513-6969，FAX 03-3513-6979，e-mail：info@jcopy.or.jp）の許諾を得てください．